YOGA SUR CHAISE POUR LES SENIORS DE PLUS DE 60 ANS

EXERCICES DE YOGA TRANSFORMATEURS POUR L'ESPRIT, LE CORPS ET L'ÂME

Contenu

introduction

Bienvenue dans « Yoga assis pour seniors : <u>démarrez votre processus de santé après 60 ans</u> ».

À mesure que nous vieillissons, le maintien de la santé physique et mentale devient de plus en plus important. Ce livre s'adresse spécifiquement aux seniors qui souhaitent accroître leur bien-être personnel grâce à des exercices de yoga doux et ouverts. Que vous soyez nouveau dans le yoga ou que vous cherchiez à modifier votre pratique actuelle, le yoga assis offre un moyen sûr et efficace de rester actif et connecté à votre corps.

Le yoga assis offre tous les avantages du yoga traditionnel, notamment une flexibilité, une force et un équilibre améliorés, mais utilise un siège comme support. Cela en fait un choix idéal pour ceux qui trouvent les exercices au sol difficiles. Les mouvements sont simples mais efficaces et mettent l'accent sur les techniques de respiration, d'étirements et de relaxation, essentielles au maintien de la santé et de la vitalité.

Notre processus collaboratif explorera diverses postures et exercices spécifiquement adaptés aux besoins des seniors. Chaque section fournit des instructions détaillées, des modifications et des conseils pour vous assurer que vous pouvez faire de l'exercice en toute sécurité et en toute confiance. Vous recevrez également des instructions pour créer un environnement d'exercice calme, fixer des objectifs réalistes et prendre soin de votre corps.

L'intégration du yoga assis à votre routine quotidienne peut entraîner divers avantages, tels que la réduction du stress, une meilleure orientation et une amélioration de la clarté mentale. C'est également une excellente occasion de se connecter avec soi-même et de développer un sentiment d'harmonie et de bien-être.

N'oubliez pas qu'il n'est jamais trop tard pour commencer quelque chose de nouveau. Le yoga assis vous invite à trouver un chemin doux vers le bien-être et la satisfaction. Et si nous faisions ce voyage ensemble et profitions de chaque seconde avec beauté et appréciation. Bienvenue dans une phase dynamique et active de votre vie.

.

Ce que vous devez savoir avant de commencer

Rompre votre projet de yoga assis est une étape intéressante vers l'amélioration de votre bien-être. Vous trouverez ci-dessous quelques éléments importants à considérer avant de commencer :

1. Consultez votre professionnel de la santé

Avant de commencer un nouveau programme d'exercices, assurez-vous de consulter votre médecin, surtout si vous avez un problème de santé préexistant ou des préoccupations. Votre médecin peut vous fournir des conseils personnalisés et s'assurer que le yoga assis est une option sûre pour vous.

2. Choisissez le bon siège

Choisissez une chaise robuste et stable sans roulettes. Une chaise avec un dossier droit et sans accoudoirs est idéale car elle permet une totale liberté de mouvement. Assurez-vous que la chaise repose sur une surface antidérapante pour éviter qu'elle ne bouge pendant l'exercice.

3. Portez des vêtements ouverts

Choisissez des vêtements amples et confortables qui vous permettent de bouger librement. Évitez les vêtements serrés ou restrictifs qui pourraient gêner vos mouvements ou votre détente.

4. Établir un sanctuaire

Créez un environnement calme et propre où vous pourrez vous concentrer sur votre entraînement. Assurez-vous d'avoir suffisamment d'espace autour de vous pour étirer librement vos bras et vos jambes. Une pièce calme et bien ventilée est idéale pour se détendre et se concentrer.

5. Rassemblez les accessoires importants

Bien que le yoga assis soit possible, avoir quelques fournitures à portée de main peut améliorer votre entraînement. Pensez à utiliser ce qui suit :

Un petit oreiller ou une couverture pliée pour plus de confort.

Une bande ou une ceinture de yoga facilite les étirements.

Des poids légers ou des groupes de résistance pour un entraînement de force supplémentaire si recommandé par votre professionnel de la santé.

6. Faites attention à votre corps

Portez une attention particulière à la façon dont votre corps se sent dans chaque pose. C'est toujours agréable de ressentir un léger étirement, mais vous ne devriez jamais ressentir de douleur ou d'inconfort. Si un mouvement ne vous convient pas, changez de posture ou sautez-le complètement. Au fil du temps, vous deviendrez plus sensible aux signaux et aux limites de votre corps.

7. Commencez lentement et augmentez régulièrement

Si vous débutez dans le yoga ou si vous ne l'avez pas pratiqué depuis un certain temps, commencez par des séances courtes et augmentez progressivement la durée et l'intensité. La cohérence est la clé, et en fait, quelques minutes par jour peuvent faire une grande différence au fil du temps.

8. Concentrez-vous sur votre respiration

La respiration est une partie importante du yoga. Concentrez-vous sur votre respiration et inspirez et expirez lentement et profondément. Cela soutient vos mouvements physiques et favorise la relaxation et la clarté mentale.

9. Restez hydraté

Buvez beaucoup d'eau pendant l'exercice. Une hydratation adéquate maintient votre niveau d'énergie et favorise votre bien-être général.

10. Faites l'excursion

Le yoga ne concerne pas seulement l'exercice physique ; Une pratique holistique renforce le corps, l'esprit et l'âme. Abordez chaque séance avec un cœur et un esprit ouverts, en participant toujours et en louant vos progrès, aussi minimes soient-ils.

En vous rappelant ces points, vous serez bien préparé pour commencer votre pratique du yoga assis. Profitez de cette opportunité pour améliorer votre santé et votre bien-être à chaque étirement en douceur.

Ce que vous devez savoir avant de commencer

Se lancer dans l'aventure du yoga est une étape intéressante pour travailler son bien-être. Voici quelques points importants à retenir avant de commencer :

1. Consultez votre médecin

Avant de commencer un nouveau programme d'activités, assurez-vous de consulter votre médecin, surtout si vous avez un problème de santé existant ou d'autres problèmes. Votre médecin peut vous donner des instructions personnalisées et vous assurer que le yoga assis est un choix sûr pour vous.

2. Choisissez le bon siège

Choisissez une chaise extrêmement stable sans roulettes. Une chaise avec un dossier droit et sans accoudoirs est idéale car elle permet une totale liberté de mouvement.

Assurez-vous que la chaise repose sur une surface antidérapante pour éviter qu'elle ne bouge pendant l'exercice.

3. Portez des vêtements ouverts

Choisissez des vêtements amples et confortables qui vous permettent de bouger librement. Évitez les vêtements serrés ou restrictifs qui pourraient gêner vos mouvements ou votre détente.

4. Aménagez un espace sûr

Créez un environnement calme et tranquille où vous pourrez vous concentrer sur votre préparation. Assurez-vous d'avoir suffisamment d'espace autour de vous pour étirer librement vos bras et vos jambes. Une pièce calme et bien ventilée est idéale pour se détendre et se concentrer.

5. Collectez des accessoires impératifs

Bien que le yoga assis soit possible, vous pouvez améliorer votre préparation en ayant plusieurs accessoires à proximité. Pensez à utiliser :

Un petit oreiller ou une housse implosée pour plus de confort.

Une bande ou une ceinture de yoga aidera à vous étirer.

Des poids légers ou des ensembles de résistance pour un entraînement de force supplémentaire lorsque cela est recommandé par votre professionnel de la santé.

6. Concentrez-vous sur votre corps

Portez une attention particulière à la façon dont votre corps se sent dans chaque pose. Il est généralement normal de ressentir un léger étirement, mais vous ne devriez jamais ressentir de douleur ni de problème. Si un mouvement ne vous semble pas correct, changez de posture ou éliminez-le complètement. Au fil du temps, vous deviendrez plus sensible aux signaux et aux limites de votre corps.

7. Commencez lentement et augmentez régulièrement

Si vous débutez dans le yoga ou si vous ne l'avez pas pratiqué depuis un certain temps, commencez par des séances courtes et augmentez progressivement la durée et l'intensité. La cohérence est importante et, étonnamment, quelques minutes par jour peuvent faire une énorme différence au fil du temps.

8. Concentrez-vous sur votre respiration

La respiration est une partie importante du yoga. Concentrez-vous sur votre respiration et inspirez et expirez lentement et profondément. Cela soutient votre progrès physique et favorise la relaxation et la clarté mentale.

9. Restez hydraté

Assurez-vous de rester hydraté pendant la préparation. Rester hydraté vous aidera à suivre votre niveau d'énergie et à bénéficier de votre réussite quotidienne.

10. Participez à l'excursion

Le yoga ne concerne pas seulement l'exercice physique ; une pratique globale soutient le corps, l'esprit et l'âme. Abordez chaque séance avec un cœur et un esprit ouverts, en partageant du temps et en reconnaissant vos progrès, aussi petits soient-ils.

En vous rappelant ces points clés, vous serez bien préparé pour commencer votre pratique du yoga assis. Profitez de cette opportunité pour travailler sur votre bien-être et votre santé à chaque étirement, aussi petit soit-il.

Qu'est-ce que le yoga et son histoire

Qu'est-ce que le yoga ?

Le yoga est une pratique holistique qui relie le corps, l'esprit et l'âme à travers des postures physiques (asanas), le contrôle de la respiration (pranayama) et la méditation (dhyana). Le yoga remonte à l'Inde ancienne et est censé favoriser le bien-être général en améliorant la flexibilité, la force, l'équilibre et la clarté mentale. « Yoga » est dérivé de la racine sanscrite « yuj », qui signifie « charger » ou « rassembler » et décrit la connexion de la conscience individuelle avec la conscience du corps entier.

Le yoga comprend différents styles et techniques, de doux et utile à énergique et dynamique. Quel que soit le style, l'incarnation du yoga réside dans la pleine conscience, la pleine conscience et l'harmonie intérieure.

Le contexte historique du yoga est riche et complexe et s'étend sur des milliers d'années. Voici un bref aperçu de son développement :

Période védique (1500 - 500 avant JC)

Les premières références au yoga se trouvent dans les Vedas, anciens textes sacrés de l'Inde. À cette époque, le yoga était essentiellement une pratique spirituelle qui incorporait des coutumes, des chants et de la méditation pour se connecter au céleste.

Période pré-traditionnelle (500 avant JC – 200 après JC)

Les Upanishads, textes philosophiques qui ont suivi les Vedas, ont développé les parties profondes du yoga et mis l'accent sur la contemplation et le voyage intérieur vers la connaissance de soi.

La Bhagavad Gita, texte sacré de cette période, présente l'idée du yoga comme chemin vers l'incarnation de la nature et de l'engagement, regroupant diverses structures telles que la bhakti (engagement), le jnana (information) et le karma (action). .

Période traditionnelle (200 après JC – 500 après JC)

La période traditionnelle se distingue par l'organisation des Yoga Sutras de Patanjali, texte fondamental qui régit la pratique du yoga. La voie octuple de Patanjali (Ashtanga) encadre les phases de la pratique du yoga : Yama (normes morales), Niyama (maîtrise de soi), Asana (postures), Pranayama (contrôle de la respiration), Pratyahara (retrait des sens), Dharana (fixation), Dhyana (contemplation) et Samadhi (illumination).

Période post-style ancien (500 après JC – 1500 après JC)

Pendant cette période, les experts du yoga ont développé de nouvelles méthodes pour régénérer le corps et prolonger la vie. Le Hatha yoga s'est développé à cette époque, mettant l'accent sur les postures physiques et le contrôle de la respiration pour préparer le corps à une méditation plus profonde.

Période actuelle (fin du 19ème siècle – présent)

Le yoga a été introduit dans le monde occidental à la fin du XIXe et au milieu du XXe siècle par des yogis indiens tels que Maître Vivekananda et Paramahansa Yogananda. Ses cours mettaient l'accent sur les aspects spirituels et philosophiques du yoga.

Au XXe siècle, des personnalités telles que BKS Iyengar, Pattabhi Jois et Indra Devi ont promu le Hatha yoga et ses différents styles et l'ont rendu accessible à un public mondial.

Aujourd'hui, le yoga continue d'évoluer, combinant les pratiques traditionnelles avec les tendances modernes en matière de santé et de remise en forme. Il est largement connu pour ses bienfaits physiques, mentaux et spirituels, attirant des millions d'experts à travers le monde.

Les bienfaits du yoga

Le yoga offre de nombreux avantages, notamment :

Adaptabilité, force et équilibre développés davantage.

Amélioration de la capacité respiratoire et de la santé cardiovasculaire.

Moins de pression, de tension et de découragement.

Amélioration de la clarté mentale et de la concentration.

Meilleur repos et détente globale.

Un sentiment plus profond de connexion et d'harmonie intérieure.

Que vous recherchiez la santé physique, la réduction du stress ou le développement spirituel, le yoga offre une manière polyvalente et holistique de travailler sur votre bien-être personnel. En vous lançant dans ce voyage, vous découvrirez les connaissances spirituelles et les avantages significatifs qu'apporte le yoga.

Types de yoga et leurs principes

Types de yoga

Le yoga englobe une variété de styles et de pratiques, chacun avec ses propres objectifs et avantages fascinants. Voici sans aucun doute les types de yoga les plus connus :

Yoga Hutha

Description : Le Hatha yoga est généralement considéré comme la base de toutes les pratiques de yoga et repose sur des postures physiques (asanas) et le contrôle de la respiration (pranayama).
Avantages : Favorise également la flexibilité, la force et l'harmonie ; favorise la relaxation et la puissance de poussée.

Yoga Vinyasa

Description : Connu pour ses progressions fluides et fortes qui synchronisent la respiration avec l'amélioration . Recommandé comme yoga « stream » aussi souvent que possible.

Avantages : Améliore la santé cardiovasculaire, augmente la flexibilité et la force et permet un entraînement musical intelligent.

Yoga Ashtanga

Présentation : Un exercice intense et coordonné impliquant une série spécifique de positions liées par la respiration et le mouvement.

Avantages : Donne du mordant, de la flexibilité et de l'endurance ; favorise la discipline et la concentration mentale.

Yoga Iyengar

Présentation : Met l'accent sur une planification de jeu précise et sur l'utilisation d'outils tels que des blocs, des fouets et des configurations pour atteindre la position correcte.

Avantages : Fournit un plan, un équilibre et une flexibilité supplémentaires ; utile à tous les niveaux, y compris ceux ayant de réelles limites.

Yoga Bikram

La description : Comprend une séquence définie de 26 positions pratiquées dans une pièce chauffée (environ 40°C) pour favoriser la détoxification et la flexibilité.

Avantages : Développe davantage la flexibilité, la résistance et la durabilité ; soutient la désintoxication par la transpiration.

Kundalini-Yoga

Description : Combine des positions physiques, des exercices de respiration, des récits et de la méditation pour activer l'énergie Kundalini à la base de la colonne vertébrale.

Bienfaits : Assure un plus grand bien-être, une paix intérieure et une véritable vitalité.

Yin-yoga

Description : Un style lent dans lequel les poses sont maintenues pendant quelques secondes pour cibler les tissus conjonctifs importants et favoriser la relaxation.

Bienfaits : Augmente la flexibilité, favorise le bien-être des articulations et déclenche une mystérieuse règle de relaxation.

Yoga permanent

Présentation : L'accent est mis sur la relaxation et la récupération, notamment avec des aides qui soutiennent le corps dans des positions relaxantes.

Bienfaits : Réduit le stress, favorise la récupération et équilibre le système physique.

Yoga avant la naissance

Description : Conçu spécifiquement pour les femmes enceintes en mettant l'accent sur les étirements doux, la respiration et le centrage mental.

Bienfaits : Améliore la flexibilité et la force, réduit l'agitation liée à la grossesse et prépare le corps et le cerveau au travail.

Yoga assis

Description : Modifie les positions de yoga traditionnelles afin qu'elles puissent être exécutées en position assise ou avec un siège pour se soutenir.

Avantages : Augmente la flexibilité, la force et l'harmonie ; adapté aux personnes âgées et aux personnes ayant des problèmes d'adaptation.

Normes du yoga

Quel que soit le type de yoga pratiqué, la préparation repose sur quelques principes clés :

Ahimsa (**sérénité**)

Abordez votre préparation et votre présence avec pleine conscience et compassion et évitez de faire du mal à vous-même et aux autres.

Satya (authenticité)

Faites attention à la fiabilité et à la validité de vos points de vue, mots et exercices.

Asteya (non-ingestion)

Favorisez un sentiment de joie et efforcez-vous de ne pas convoiter ce que les autres ont, qu'il s'agisse de choses matérielles ou de qualités.

Brahmacharya (équilibre)

Pratiquez le contrôle dans tous les domaines de la vie, en changeant les besoins et les inspirations.

Aparigraha (non-possessivité)

Libérez votre connexion aux ressources et aux résultats, renforçant ainsi le sentiment d'opportunité et d'épanouissement.

Saucha (Imperfection)

Maintenez l'ordre dans votre corps, votre esprit et votre environnement et favorisez la prospérité et la clarté.
Santosha (Bonheur)

Favorisez une attitude d'appréciation et d'épanouissement et tolérez les choses telles qu'elles sont.
Tapas (discipline)

Concentrez-vous sur la pratique régulière et la maîtrise de soi et surmontez véritablement les obstacles.
Svadhyaya (auto-apprentissage)

Participez à des recherches et à un apprentissage continu pour mieux vous comprendre.
Ishvara Pranidhana (Dévotion à une puissance supérieure)

autoportrait spirituel plus puissant et privé qui s'abandonne et accepte l'humilité.

Ces principes, souvent appelés Yamas et Niyamas dans les Yoga Sutras de Patanjali, fournissent une base spirituelle et éthique pour le travail du yoga et conduisent à une vie bonne et heureuse. En intégrant ces principes dans votre entraînement et dans votre vie quotidienne, vous pourrez découvrir toute la puissance du yoga.

Avantages du yoga sur chaise

Le yoga assis est un type de yoga doux pratiqué en position assise sur une chaise ou en utilisant une chaise comme support. Ce style de yoga ouvert offre plusieurs avantages, notamment pour les seniors, ceux ayant des problèmes de confort ou les débutants en yoga. **Vous trouverez ci-dessous quelques avantages fondamentaux du yoga assis :**

1.   Crée une polyvalence supplémentaire

Le yoga assis aide à augmenter la flexibilité en étirant doucement les muscles et les articulations. Une pratique régulière peut améliorer votre niveau de développement, rendant les activités quotidiennes plus faciles et plus agréables.

2. Dépasse la force

En effectuant diverses poses et améliorations, le yoga assis développe la force musculaire et les maintient alertes. Ceci est particulièrement utile pour les personnes âgées , car rester conscient de la foule est crucial pour le bien-être et l'indépendance au quotidien.

3.   Soutient l'équilibre et la coordination

Le yoga assis comprend des exercices qui améliorent encore l'équilibre et la coordination, réduisant ainsi le risque de chute. Un meilleur équilibre est essentiel pour maintenir la mobilité et la confiance lors de l'exécution de tâches normales.

4. Réduit le stress et l'anxiété

L'accent mis sur le contrôle de la respiration et le contrôle dans le yoga assis favorise la relaxation et réduit le stress. Pratiquer le yoga assis peut aider à réduire les niveaux d'anxiété et à améliorer le bien-être personnel.

5. Maintenir une prospérité partagée

Des progressions douces du yoga assis aident à lubrifier les articulations, à réduire les raideurs et à améliorer la santé des articulations. Ceci est particulièrement important pour les personnes souffrant de douleurs articulaires ou d'autres maladies articulaires.

6. Les tartinades

Le yoga assis favorise la circulation sanguine, ce qui peut avoir un impact positif sur la santé cardiovasculaire globale et aider à réduire les effets de maladies chroniques telles que l'hypertension artérielle et le diabète.

7. Travaille sur la capacité respiratoire

Les exercices de respiration (Pranayama) associés au yoga assis peuvent également améliorer la capacité pulmonaire et les performances respiratoires. De meilleures techniques de respiration contribuent également à des niveaux d'énergie et à une relaxation plus élevés.

8. Ouvert à tous les niveaux de santé

Le yoga assis est polyvalent et peut être adapté à différents niveaux de santé et limites physiques. Un choix incroyable pour les personnes qui trouvent le yoga traditionnel difficile en raison de leur âge, de leurs blessures ou de leur mobilité limitée.

9. Réactif et polyvalent

Le yoga assis peut être pratiqué n'importe où, ce qui en fait un choix utile pour ceux qui disposent de peu d'espace ou de temps. Tout ce dont vous avez vraiment besoin, ce sont des points de courant et un petit endroit pour vous entraîner.

10. Traite de la clarté mentale et de la concentration

Les éléments intelligents du yoga assis aident à aiguiser la clarté mentale et à favoriser davantage la concentration. Une pratique régulière peut améliorer les performances mentales et contribuer à un meilleur bien-être mental.

11. Favorise l'appartenance sociale

Les cours de yoga assis donnent accès à l'interaction sociale et favorisent un sentiment de communauté, réduisant ainsi le sentiment d'isolement, ce qui est particulièrement bénéfique pour les personnes âgées.

12. Torturer le tableau

Le yoga assis peut être une méthode douce pour gérer et soulager la douleur chronique. Les torsions et étirements lents et prudents peuvent soulager la douleur dans des zones telles que le dos, le cou et les épaules.

13. Permet les soins

Le yoga assis favorise la pleine conscience et les soins du corps. En vous concentrant sur le moment présent et en communiquant avec votre respiration et vos mouvements, vous pouvez favoriser un plus grand sentiment d'harmonie intérieure et de contentement.

Le yoga assis est un exercice polyvalent et puissant qui offre un large éventail de bienfaits physiques, mentaux et spirituels. Que vous cherchiez à améliorer votre bien-être général, à gérer un problème de santé spécifique ou simplement à trouver une façon douce de rester actif, le yoga assis peut être un merveilleux ajout à votre plan de santé.

Points focaux importants

Le yoga assis est une forme de yoga douce et ouverte qui offre de nombreux avantages, notamment pour les seniors et les personnes à mobilité réduite. Voici les points focaux les plus importants :

Adaptabilité et force évoluées

Le yoga assis améliore la flexibilité et la force musculaire, soutient les exercices quotidiens et augmente le bien-être physique général.

Meilleur équilibre et coordination

L'exercice régulier développe également l'équilibre et la coordination, réduit le risque de chute et améliore la mobilité.

Le stress et l'inconfort diminuent

Mettre l'accent sur le contrôle et l'entretien de la respiration aide à réduire les niveaux de concentration et de nervosité, contribuant ainsi à un bien-être profond.

Bien-être et fluidité partagés

Des mouvements doux soutiennent la santé des articulations et favorisent la circulation sanguine, ce qui aide les personnes souffrant de douleurs articulaires ou d'autres maladies chroniques.

Capacité respiratoire améliorée

Les exercices de respiration inclus dans le yoga assis augmentent la capacité pulmonaire et la productivité respiratoire, augmentant ainsi les niveaux d'énergie globaux.

ouverture

Le yoga assis est adaptable à différents niveaux de santé et capacités physiques, ce qui le rend adapté aux personnes âgées, aux personnes en convalescence et aux débutants.

Hébergement

Le yoga assis peut être pratiqué n'importe où avec un minimum d'espace et d'équipement, offrant ainsi un moyen pratique d'intégrer l'exercice à votre routine quotidienne.

Clarté mentale et concentration

Les parties contemplatives du yoga assis améliorent la clarté mentale, la concentration et les performances mentales.

Collaboration sociale

Les cours de yoga en groupe offrent l'occasion de développer l'engagement social, de développer un sentiment de communauté et de réduire le sentiment d'isolement.

Torturer le conseil d'administration

Des étirements et des mouvements doux lors du yoga assis peuvent aider à gérer et à soulager la douleur chronique.

Soins et harmonie intérieure

Le yoga assis favorise la pleine conscience et la conscience du corps et contribue à un plus grand sentiment de paix intérieure et de bien-être général.

L'intégration du yoga assis à votre routine quotidienne peut entraîner des améliorations significatives du bien-être physique, de la clarté mentale et de l'équilibre intérieur. Une pratique diversifiée et efficace soutient une approche holistique de la santé, ce qui en fait un excellent choix pour améliorer la qualité de vie.

Comment se préparer au yoga

Se préparer à une séance de yoga, surtout si vous débutez dans la pratique ou si vous participez au yoga assis, implique une préparation à la fois physique et mentale. Voici quelques étapes pour vous aider à vous préparer :

1. Consultez votre professionnel de la santé

Avant de commencer un nouveau programme d'activités, surtout si vous souffrez d'un problème de santé préexistant ou d'un problème de santé préexistant, vous devriez consulter votre médecin pour vous assurer que le yoga est une activité sûre et appropriée pour vous.

2. Choisissez le bon équipement

Siège : Choisissez un siège stable sans roulettes. Un siège avec un dossier droit et sans accoudoirs est idéal.

Tapis de yoga : Si vous utilisez un tapis, assurez-vous qu'il se trouve sur une surface antidérapante pour éviter tout mouvement.

Accessoires : ayez à portée de main des accessoires solides tels que des oreillers, des blocs de yoga, des sangles ou une couverture plate pour augmenter le confort et le soutien pendant l'exercice.

3. Portez des vêtements ouverts

Choisissez des vêtements amples et confortables qui vous permettent de bouger librement. Évitez les vêtements serrés ou restrictifs qui pourraient gêner vos mouvements ou votre détente.

4. Créez un climat calme

Aménagez une pièce calme et bien rangée où vous pourrez vous concentrer sur votre entraînement sans être dérangé. Une pièce calme et bien ventilée est idéale pour se détendre et se concentrer.

5. Restez hydraté

Buvez beaucoup d'eau lors de votre séance de yoga. Une hydratation adéquate maintient votre niveau d'énergie et favorise votre bien-être général.

6. Mangez délicieusement

Essayez de ne pas pratiquer le yoga après avoir beaucoup mangé. Prenez une petite collation ou un repas au moins 1 à 2 heures avant votre réunion pour éviter toute gêne lors des présentations.

7. Échauffez-vous

Commencez par des exercices d'échauffement doux pour préparer votre corps au yoga. De simples étirements ou exercices d'amplitude de mouvement peuvent aider à détendre vos muscles et vos articulations, réduisant ainsi le risque de blessure.

8. Fixez-vous un objectif

Faites une pause un instant pour fixer un objectif positif pour votre entraînement. Il peut s'agir d'un objectif spécifique, comme développer l'adaptabilité, ou d'un point général, comme découvrir un véritable sens de l'harmonie.

9.   Concentrez-vous sur votre respiration

Tout d'abord, concentrez-vous sur votre respiration. Une respiration profonde et consciente aide à unifier votre cerveau et à préparer votre corps aux étapes à venir.

10. Soyez conscient de vos limites

Faites attention à votre corps et respectez ses limites. Évitez de vous surmener ou de faire des exercices qui provoquent de la douleur ou de l'inconfort. Ajustez les exercices selon vos besoins et augmentez progressivement votre entraînement.

11.   Accumuler une richesse supplémentaire

Pensez à utiliser des livres de yoga, des vidéos en ligne ou des applications de yoga assis pour guider votre entraînement. Ces ressources peuvent fournir des instructions utiles, des ajustements et des délais adaptés à vos besoins.

12. Entraînez-vous régulièrement

La cohérence est cruciale pour profiter des bienfaits du yoga. Décidez d'intégrer régulièrement le yoga à votre routine quotidienne, même si ce n'est que quelques minutes par jour.

13. Restez positif et patient

Progresser en yoga peut prendre du temps. Restez positif, faites preuve de retenue envers vous-même et célébrez les petits succès en cours de route.

En suivant ces étapes, vous pouvez commencer votre processus de yoga. Le yoga assis en particulier offre une méthode douce et ouverte pour développer votre bien-être physique et mental et constitue donc un excellent complément à votre pratique quotidienne.

Développer la bonne attitude pour le yoga

Une attitude positive et ouverte est fondamentale pour une pratique du yoga enrichissante. Voici quelques méthodes importantes pour vous aider à développer une attitude mentale parfaite :

1. Acceptez le cerveau d'un débutant

Abordez chaque réunion de yoga avec intérêt et ouverture, quel que soit votre niveau d'expérience. Abandonnez les hypothèses, apprenez et enquêtez.

2. Fixez-vous des objectifs pratiques

Fixez-vous des objectifs réalisables pour votre formation. Qu'il s'agisse de développer l'adaptabilité, de soulager la pression ou de découvrir un véritable sentiment d'harmonie, des objectifs clairs peuvent vous inspirer et vous orienter.

3. Soyez disponible

Concentrez-vous sur le moment présent. Le yoga ne consiste pas seulement à adopter des postures physiques, mais aussi à se connecter avec sa respiration et à être conscient de son corps et de ses pensées. Pratiquez la pleine conscience et évitez les distractions.

4. Pratiquez l'auto-empathie

Soyez respectueux de vous-même. Reconnaissez vos obstacles et félicitez vos progrès, aussi minimes soient-ils. Évitez l'auto-analyse et développez une attitude positive envers votre corps et votre esprit.

5. Développer la tolérance

Comprenez que les progrès dans le yoga sont lents. Soyez conservateur et laissez votre entraînement progresser naturellement au fil du temps. Ne vous précipitez pas dans quoi que ce soit et ne vous forcez pas trop.

6. Restez positif

Gardez une attitude positive. Concentrez-vous sur les avantages de votre éducation et sur son impact sur vous plutôt que de vous comparer aux autres. Félicitez vos efforts et vos réussites.

7. Abandonnez les hypothèses

Dites adieu à toute hypothèse sur ce à quoi devrait ressembler votre formation. Chaque rencontre est différente et il est important de reconnaître et d'accepter où vous en êtes dans votre voyage.

8. Concentrez-vous sur la pratique standard

La cohérence est cruciale pour développer les atouts de la formation. Prenez régulièrement le temps de faire du yoga, même si ce n'est que quelques minutes par jour. Une pratique régulière favorise des habitudes positives et une attitude positive.

9. Concentrez-vous sur la respiration

Utilisez votre respiration comme ancre. Une respiration profonde et consciente peut aider à calmer l'esprit, à réduire le stress et à rester concentré pendant l'exercice. Concentrez-vous sur votre inspiration et votre expiration et utilisez-les pour guider vos mouvements.

10. Reconnaître et accepter le changement

Soyez conscient que votre corps et votre esprit évoluent constamment. Ce qui semble ouvert un jour peut s'avérer difficile le lendemain. Acceptez ces changements dans le cadre de votre processus de yoga.

11. Recherchez la motivation

Soyez motivé grâce à des livres de yoga, des cours, des vidéos ou des rencontres locales. Apprendre des autres et partager des expériences peut faire progresser votre formation et vous aider à rester motivé.

12. Pratiquer l'appréciation

Développez un sentiment d'appréciation pour votre corps, vos entraînements et le temps que vous consacrez à vous-même. L'appréciation peut améliorer votre expérience globale du yoga et promouvoir une perspective édifiante.

13. Interface vers un réseau local

Suivez un cours ou une séance de yoga, en personne ou en ligne. Être important pour une communauté locale peut apporter de l'aide, du soutien et un sentiment d'appartenance.

En adoptant ces procédures, vous pouvez développer un état d'esprit favorable à une pratique du yoga satisfaisante et durable. N'oubliez pas que le yoga est un voyage de révélation de soi et de croissance. Allez-y avec un cœur et un esprit ouverts et profitez des nombreux bienfaits qu'il apporte à votre bien-être physique, mental et personnel.

Vos premières poses de yoga

Si vous commencez par des positions de yoga simples et ouvertes, vous pouvez acquérir beaucoup de courage pour votre planification. Voici ensuite deux ou trois situations utiles pour adolescents pour vous aider à démarrer, chacune avec des explications point par point :

1. Pose de montagne coordonnée (Tadasana)

Description : Cette position de base vous aide à maintenir une posture et une structure correctes en position assise.

Voici comment faire bouger les choses :

Asseyez-vous tranquillement sur un siège, les pieds écartés à la largeur des hanches et au niveau du sol.

Gardez votre colonne vertébrale droite, relâchez vos bras et placez vos mains sur vos cuisses.

Étirez votre cou et imaginez une ficelle tirant doucement la ligne principale de votre tête vers le toit.

Respirez profondément et restez fermement sur le sol pendant quelques respirations. Sentez-vous ancré et centré.

2. Courbure avant coordonnée (Paschimottanasana)

Présentation : Un étirement doux des jambes et du dos qui améliore la souplesse et la relaxation.

Voici comment procéder :

Asseyez-vous sur le bord du siège, les pieds à plat sur le sol.

Serrez et étirez votre colonne vertébrale.

Retirez-le et façonnez-le progressivement vers l'avant à partir de vos hanches, les mains pointées vers vos pieds ou le sol.

Détendez votre tête et votre cou et remarquez les choses à un niveau très basique.

Après avoir pris quelques respirations profondes, revenez lentement et progressivement à la position ordonnée.

3. Étirement coordonné chat-vache (Marjaryasana-Bitilasana)

Présentation : Cette amélioration significative contribue au développement de l'adaptabilité de la colonne vertébrale et favorise davantage l'activité.

Rubriques pour commencer :

Asseyez-vous sur un siège, les mains baissées.

Rentrez votre dos, cambrez-le et avancez vers le ciel pour que votre ventre s'enfonce jusqu'au sol (pose de la vache).

Tirez la tête vers l'intérieur et l'extérieur, autour de votre colonne vertébrale et rentrez votre mâchoire vers votre poitrine (pose du chat).

Alternez entre les fœtus et les vaches pendant deux ou trois cycles.

4. Courbure vertébrale coordonnée (Ardha Matsyendrasana)

Présentation : Contrôler et maintenir la flexibilité de la colonne vertébrale est un jeu d'enfant.

Pour le faire bouger, il lui faut des repères :

Asseyez-vous sur le côté sur le siège de manière à ce que votre côté droit touche le dossier.

Placez vos mains sur le dossier du siège.

Tendez et étirez votre colonne vertébrale.

Tirez votre tronc vers l'extérieur et penchez-vous doucement sur le côté pendant que vous explorez votre épaule droite.

Prenez quelques respirations profondes tout en retenant la brise, puis revenez au centre.

Répétez sur le côté gauche.

5. Pose coordonnée du pigeon (Eka Pada Rajakapotasana)

Présentation : Ouvre les hanches et étire les muscles fessiers et des cuisses.

Instructions pour démarrer :

Asseyez-vous sur le bord du siège et posez vos pieds à plat sur le sol.

Soulevez votre jambe droite et placez-la sur le genou de votre cuisse gauche.

Pour protéger votre genou, fléchissez votre pied droit.

Pour augmenter l'étirement, asseyez-vous droit et penchez-vous légèrement en avant si vous vous sentez bien.

Restez fermement sur le sol pendant quelques respirations, puis changez de côté.

6. Étirement latéral coordonné (Parsva Tadasana)

Présentation : Étire les côtés de votre corps et apporte une flexibilité supplémentaire.

Chaque petit mouvement dans le sens de rotation le fait démarrer :

Placez vos pieds à plat sur le sol lorsque vous êtes assis sur un siège.

Inspirez, allongez votre colonne vertébrale et soulevez votre bras droit en l'air.

Pendant que vous expirez, couvrez doucement votre côté gauche et ressentez un étirement sur votre côté droit.

Revenez au centre après avoir maintenu l'étirement pendant quelques respirations.

Répétez le vrai côté.

7. Illustration de l'entraînement coordonné des genoux à la poitrine (Apanasana) :

un léger étirement pour les hanches et le bas du dos.

La stratégie la plus efficace est la suivante :

Placez vos pieds à plat sur le sol lorsque vous êtes assis sur un siège.

Tenez votre genou droit à deux mains et soulevez-le vers votre poitrine.

Gardez le dos droit et les épaules libres.

Maintenez fermement la tension pendant plusieurs respirations, puis déplacez la tension et répétez le mouvement avec le genou gauche.

Ces positions doivent être ouvertes et faciles pour les enfants, notamment ceux qui pratiquent le yoga assis. Essayez de bouger doucement, de tourner autour de votre corps et de respirer pratiquement dans n'importe quelle position. Au fur et à mesure que vous vous sentirez plus à l'aise avec ces positions centrales, vous pourrez essayer des positions et des groupes qui ne sont pas créés. Vous pouvez même faire une petite torsion.

Positions de yoga simples et rapides en position debout et au sol

Voici quelques poses simples de yoga debout et au sol, faciles à réaliser et qui permettent un entraînement rapide et efficace :

Mountain Pose (Tadasana), une pose de yoga debout, est décrite comme : une pose fondamentale qui renforce la stabilité et la posture de base.

Instructions étape par étape pour la mise en œuvre :

Tenez-vous debout, les pieds écartés à la largeur des hanches.

Répartissez votre poids uniformément entre les deux pieds.

Soulevez vos rotules, resserrez vos cuisses et allongez votre colonne vertébrale.

Détendez vos épaules et laissez vos bras pendre à vos côtés.

Respirez profondément et retenez votre souffle pendant quelques respirations.

Posture de l'arbre (Vrksasana)

Présentation : Renforce la force des jambes et améliore l'équilibre.

Instructions étape par étape pour la mise en œuvre :

Tenez-vous debout, les pieds joints.

Déplacez votre poids sur votre pied gauche et placez votre pied droit à l'intérieur de votre cuisse ou de votre mollet gauche (loin du genou).

Portez vos mains vers votre communauté de cœur ou au-delà.

Maintenez la position pendant quelques respirations, puis changez de côté.

Description du Warrior II (Virabhadrasana II) : Renforce les jambes et les bras et ouvre les hanches.

Ce qu'il faut faire:

Tenez-vous debout, les pieds bien écartés.

Placez votre pied gauche légèrement vers l'intérieur et votre pied droit à 90 degrés vers l'extérieur.

Assurez-vous que votre genou droit est plié sur votre cheville.

Étendez vos bras sur les côtés, alignés avec le sol.

Gardez votre regard concentré sur votre main droite pendant quelques respirations profondes.

Changement de côté.

Courbure avant (Uttanasana)

Présentation : Étire le bas du dos et les ischio-jambiers.

Instructions de mise en œuvre :

Tenez-vous debout, les pieds écartés à la largeur des hanches.

Pendant que vous inspirez, redressez votre colonne vertébrale.

Expirez, tournez les hanches et allongez-vous en avant.

Laissez vos mains toucher vos tibias, vos chevilles ou le sol.

Détendez votre tête et votre cou et maintenez la position pendant quelques respirations.

Posture assise (Utkatasana)

Présentation : Renforce la force du tronc et des jambes.

Ce qu'il faut faire:

Tenez-vous debout, les pieds écartés à la largeur des hanches.

Inspirez et levez les bras.

Expirez, faites pivoter vos genoux et abaissez vos hanches comme si vous étiez assis.

Gardez votre poids sur vos talons et soulevez votre poitrine.

Maintenez enfoncé pendant quelques secondes.

Postures de yoga au sol

Pose de l'enfant (Balasana)

Présentation : Position assise avec étirements des hanches et du dos.

Ce qu'il faut faire:

Agenouillez-vous sur le sol, vos gros orteils se touchant et vos genoux écartés.

Asseyez-vous dans une position contorsionnée, étirez vos bras vers l'avant et abaissez votre front vers le tapis.

Prenez une grande respiration et détendez vous.

Étirement chat-vache (Marjaryasana-Bitilasana)

Présentation : Affecte l'adaptabilité de la colonne vertébrale et soulage les tensions.

C'est la meilleure façon de procéder :

Commencez à quatre pattes en position de table.

Inspirez, cambrez le dos et soulevez la tête et le coccyx (pose de la vache).

En position de chat, arrondissez votre colonne vertébrale, rentrez votre menton vers votre poitrine et expirez.

Répétez cette opération pendant quelques respirations.

Posture du Cobra (Bhujangasana)

Présentation : ouvre la poitrine et renforce le dos.

Instructions de mise en œuvre :

Allongez-vous face contre terre et placez vos mains sous vos épaules.

Inspirez, appuyez dans vos mains et soulevez votre poitrine du sol.

Faites légèrement pivoter vos coudes et gardez vos épaules bien éloignées de vos oreilles.

Maintenez la position pendant quelques respirations puis abaissez-vous.

Torsion avant (Paschimottanasana)

Présentation : Étire le bas du dos et les ischio-jambiers.

C'est la meilleure façon de procéder :

Asseyez-vous et dégourdissez vos jambes devant vous.

Inspirez et étirez votre colonne vertébrale.

Atteignez vos pieds et pliez vos hanches pendant que vous expirez.

Maintenez la position pendant quelques respirations, en gardant la colonne vertébrale droite.

Description de la pose du pont (Setu Bandhasana) : Renforce le dos et les fesses et ouvre la poitrine.

Instructions étape par étape pour la mise en œuvre :

Allongez-vous sur le dos, les genoux pliés et les pieds écartés à la largeur des hanches.

Appuyez sur vos pieds et soulevez vos hanches vers le toit.

Entrelacez vos doigts derrière votre dos et appuyez vos bras contre le sol.

Maintenez la position pendant quelques respirations, puis redescendez.

En intégrant ces poses de yoga debout et au sol à votre routine quotidienne, vous pouvez vous engager dans une pratique équilibrée qui développe davantage votre flexibilité, votre force et votre relaxation. N'oubliez pas de respirer profondément et d'avancer lentement dans chaque pose.

Choses à éviter en faisant du yoga

Bien que le yoga soit généralement sûr et bénéfique, il y a certaines choses à éviter pour garantir une expérience sûre et efficace, en particulier pour les seniors et les débutants. Les choses suivantes doivent être évitées à tout prix :

1. Efforcez-vous de ne pas dépasser vos limites

Pourquoi : Trop de pression peut entraîner des blessures et de l'agitation.

Que faire Compte tenu de tout cela : Soyez conscient des limites de votre corps et faites-y attention. Commencez lentement et augmentez progressivement l'intensité à mesure que votre flexibilité et votre force augmentent.

2. Essayez de ne pas arrêter de respirer pour ces raisons :

Les pauses respiratoires peuvent augmenter la pression et réduire les bénéfices de l'entraînement.

Alors que faire : concentrez-vous sur une respiration profonde et régulière tout au long de votre entraînement. Utilisez votre respiration pour coordonner vos tours et vous détendre.

3. Ne vous comparez pas aux autres. Pourquoi:

Le corps et la pratique de chacun sont surprenants et les jugements peuvent provoquer insatisfaction et faiblesse.

Que faire Dans l'ensemble : félicitez vos réussites, aussi petites soient-elles, et concentrez-vous sur votre propre développement.

4. Faites tout votre possible pour éviter de prendre des positions incorrectes

Pourquoi : Une disposition incorrecte peut entraîner des dommages et de la détresse.

Que faire lorsque tout le reste échoue : Concentrez-vous sur une construction et un plan de match authentiques. En cas de doute, consultez un enseignant expérimenté ou des sources fiables pour connaître les méthodes appropriées.

5. Raisons de ne pas faire d'exercice le ventre plein :

Pratiquer le yoga après un repas copieux peut engendrer des problèmes et perturber les progrès.

Que faire Dans l'ensemble, attendez au moins une heure ou deux après avoir mangé avant de commencer le yoga. En cas d'absolue nécessité, prenez une petite collation avant votre réunion.

6. Essayez de ne pas vous surmener .

Un étirement excessif peut entraîner des blessures aux articulations et aux muscles.

Ce que vous pouvez faire à la place : étirez-vous toujours doucement. Ne forcez jamais votre corps dans une position. Utilisez des accessoires comme des cils ou des blocs de yoga pour faciliter la tenue des cadeaux.

7. N'oubliez pas de vous échauffer et de vous rafraîchir :

Éviter un échauffement peut entraîner des blessures, et sauter une récupération peut provoquer des tensions musculaires. Que faire lorsque tout le reste échoue : Commencez toujours par un léger échauffement pour acclimater vos muscles et vos articulations. À la fin de votre entraînement, faites une récupération pour détendre votre corps et votre esprit.

8. Évitez les poses statiques prolongées car :

Tenir des modèles pendant de longues périodes peut entraîner une fatigue musculaire et une surutilisation, en particulier chez les débutants.

Que faire à la place : Commencez par des périodes plus courtes et augmentez progressivement à mesure que la force et l'endurance se développent.

9. Faites tout ce que vous pouvez pour éviter de faire de l'exercice sans le bon équipement

Pourquoi : L'utilisation d'objets inappropriés ou manquants peut nuire à votre sécurité et à votre prospérité.

Ce que vous devez faire, en considérant tous les aspects : Utilisez un tapis de yoga de qualité appropriée et les outils appropriés tels que des blocs, des sangles et des bâtons pour optimiser votre préparation.

10. Pourquoi ne pas négliger les tourments ?

La douleur est le signe que quelque chose ne va pas. Les ignorer peut aggraver le problème.

Que faire En tenant compte de tout : Si vous ressentez une douleur, retirez-vous doucement de la position. Changez-les jusqu'à ce que vous trouviez une pose ou une position qui vous convient.

11. Essayez de ne pas pratiquer dans un environnement dangereux :

Des accidents peuvent survenir lors de l'échantillonnage dans des climats dangereux ou turbulents.

Que faire quand tout le reste échoue ? Vérifiez que la couche extérieure de votre survêtement est antidérapante, ouverte et propre. Supprimez tous les dangers attendus.

12. Raisons pour éviter les vêtements inappropriés :

Des vêtements trop serrés ou restrictifs peuvent rendre les mouvements et la relaxation difficiles.

Ce que vous devez faire globalement : Portez des vêtements confortables et amples qui permettent une liberté de mouvement et une ventilation adéquate.

13. Évitez de négliger les plaintes pour les raisons suivantes :

Dans certaines circonstances, des changements de posture particuliers ou des manœuvres d'évitement peuvent être nécessaires.

Ce que vous pouvez faire : Avant de commencer le yoga, surtout si vous ressentez des inquiétudes ou un inconfort, parlez-en à votre médecin traitant. Suivez les recommandations ou restrictions spécifiques qu'il vous donne.

En suivant ces étapes et pratiques prudentes à éviter, vous pouvez garantir une expérience de yoga sûre, enchanteresse et efficace. Concentrez-vous toujours sur votre réussite et abordez vos entraînements avec soin et respect des besoins de votre corps.

Routines de yoga pour le matin, l'après-midi et le soir

Pour vous aider à démarrer une pratique de yoga saine et efficace, les séances du matin, du déjeuner et du soir comprennent les horaires ajustés suivants. Chaque lumière vive quotidienne éclaire différents points en fonction de l'heure de la journée et de vos besoins.

Le yoga du matin est une technique puissante pour préparer votre corps et votre esprit pour la journée et développer une attitude positive. Basé sur des exercices qui tonifient et étire vos muscles.

Commencez par la pose de la jeunesse (Balasana) pour vous concentrer sur le travail à effectuer et établir un programme pour la journée.

Maintenez la position une à deux minutes avec une relaxation importante.

Pour l'étirement de la vache ressemblant à un chat (Marjaryasana-Bitilasana), placez-vous dans chacune des quatre positions.

Gardez votre respiration cohérente avec les progressions au fur et à mesure que vous effectuez cinq à dix tours.

Chien de confrontation plongée (Adho Mukha Svanasana) .

À partir de la position à quatre pattes, soulevez vos hanches en position plongeante canine.

Maintenez la position une à deux minutes tout en accélérant vos pieds pour étirer vos mollets.

Légende I (Virabhadrasana I) : Avancez dans la Légende I de chaque côté.

Tenez chaque côté pendant 30 secondes à 1 seconde.

Uttanasana, ou torsion restante vers l'avant, consiste à tomber en avant depuis une position allongée.

Détendez vos épaules et votre cou en maintenant la tension pendant une à deux minutes.

Tadasana ou Mountain Pose signifie : Tenez-vous droit dans Mountain Pose et concentrez-vous sur votre respiration et votre posture.

Maintenez la position pendant 1 à 2 minutes et sentez-vous ancré et autonome.

Midi

Programmez du yoga en début d'après-midi. Prendre un peu de temps dans votre horaire matinal pour pratiquer le yoga en début d'après-midi peut aider à rajeunir votre cerveau et à soulager le stress que ces pratiques auraient pu causer. Cette routine met l'accent sur les étirements sensibles et la charge.

Commencez par une torsion ordonnée vers l'avant (Paschimottanasana) pour étirer votre dos et vos ischio-jambiers.

Maintenez cette position pendant une à deux minutes tout en vous relaxant profondément.

Twist organisé (Ardha Matsyendrasana)

Effectuez une rotation vertébrale organisée de chaque côté.

Tenez un côté pendant une à deux minutes.

Étirement chat-vache (Marjaryasana-Bitilasana)

Faites des étirements de vache chat pour tonifier votre colonne vertébrale.

Faites cinq à dix tours.

Atteindre la pose (Setu Bandhasana)

Allongez-vous sur le dos et relevez-vous en position scénique.

Concentrez-vous sur votre respiration pendant une à deux minutes.

Avantages de la position murale (Viparita Karani)

Asseyez-vous contre un mur et soulevez vos jambes.

Pour vous détendre et vous ressourcer complètement, maintenez cette position pendant cinq à dix minutes.

Programme de yoga du soir

Le yoga du soir vous aidera à vous détendre pendant la journée, à détendre votre corps et à vous préparer à un sommeil réparateur. Concentrez-vous sur des exercices qui vous aident à vous détendre et à réduire le stress.

Pose de la jeunesse (Balasana)

Commencez par Youth Pose pour calmer votre lobe frontal et votre corps.

Maintenez cette position pendant quelques minutes et détendez-vous profondément.

L'exercice est effectué comme dans la pose du point lié couché (Supta Baddha Konasana) : Allongez-vous sur le dos, les pieds joints et les genoux écartés.

Maintenez la position pendant 2-3 minutes tout en relâchant vos hanches.

Courbure vers l'avant ciblée (Paschimottanasana) : Pour étirer et détendre votre dos, effectuez une flexion vers l'avant ciblée.

Maintenez la position quelques minutes en vous relaxant progressivement.

(Supta Matsyendrasana) Prostate Twist : Faites pivoter lentement vos jambes d'un côté puis de l'autre en étant allongé sur le dos.

Tenez chaque côté pendant 2-3 minutes.

Avantages de la position murale (Viparita Karani)

Levez vos jambes contre un mur.

Maintenez la position pendant 5 à 10 minutes, en vous concentrant sur des respirations critiques et apaisantes.

Posture (Savasana) : Terminez l'exercice de Cadavre Pose pour vous détendre complètement.

Allongez-vous droit sur le dos, les paumes tournées vers le haut, les bras pendants le long du corps.

Donnez à votre corps un repos complet en maintenant la position pendant 5 à 10 minutes.

En intégrant ces horaires à votre emploi du temps quotidien, vous pouvez profiter des bienfaits du yoga à différents moments de la journée. Cela vous aidera à rester autonome, concentré et libre. Concentrez-vous sur votre corps et effectuez les ajustements clés des postures et des amplitudes.

Exercices de respiration pour le yoga

Les exercices de respiration ou pranayama font partie intégrante de la pratique du yoga. Ils aident à calmer l'esprit, à augmenter la concentration et à travailler sur la santé au quotidien. Vous trouverez ci-dessous quelques exercices de respiration efficaces adaptés aussi bien aux enfants qu'aux professionnels avancés :

1. Respiration diaphragmatique (relaxation du ventre)

Description : Cet exercice de respiration centrale vous aide à rentrer votre ventre, favorisant une relaxation profonde et efficace.

Instructions étape par étape pour commencer :

Asseyez-vous ou reposez-vous dans une position confortable.

Placez une main sur votre poitrine et l'autre sur votre ventre.

Inspirez clairement par le nez et laissez votre taille se relever à mesure qu'elle se remplit d'air. Votre poitrine doit rester relativement immobile.

Expirez doucement par le nez ou la bouche et laissez votre estomac couler.

Répétez pendant 5 à 10 minutes, en vous concentrant sur le levage et l'abaissement de votre taille.

2. Respiration Ujjayi (respiration efficace)

Description : Couramment utilisée dans le yoga Vinyasa et Ashtanga, la respiration Ujjayi crée un son océanique et sensible. Cela aide à synchroniser la respiration et l'exercice.

Instructions étape par étape pour commencer :

Asseyez-vous tranquillement et gardez la colonne vertébrale droite.

Inspirez fortement par le nez et serrez partiellement le fond de votre gorge, comme si vous teniez un miroir.

Expirez par le nez, en faisant attention à resserrer votre gorge pour créer un murmure sensible.

Cela se fait pendant 5 à 10 minutes, en maintenant une respiration calme et régulière.

3. Nadi Shodhana (remplace la relaxation des narines)

Description : Cette technique de respiration variée aide à calmer l'esprit et à équilibrer le système sensoriel.

La meilleure stratégie pour y parvenir :

Asseyez-vous efficacement avec la colonne vertébrale droite.

Fermez votre narine droite avec votre pouce droit.

Inspirez confortablement et avec force par la narine gauche.

Fermez votre narine gauche avec votre annulaire droit et ouvrez votre narine droite.

Inspirez détendu et complètement par la narine droite.

Inspirez par la narine droite puis fermez-la avec votre pouce droit.

Ouvrez votre narine gauche et expirez par elle.

Répétez pendant 5 à 10 minutes, en faisant tourner vos narines à chaque respiration.

4. Kapalabhati (souffle chatoyant du crâne)

Présentation : Ce système respiratoire revigorant implique une expiration profonde et une inspiration détendue, nettoyant le système respiratoire et dynamisant le corps.

La meilleure stratégie pour y parvenir :

Asseyez-vous efficacement avec la colonne vertébrale droite.

Inspirez avec force par le nez.

Inspirez clairement par le nez et contractez vos muscles abdominaux à chaque expiration. La respiration interne est normale et calme.

Prenez 20 à 30 respirations rapides, puis inspirez profondément et expirez de manière détendue.

Faites 2-3 tours.

5. Gestion 4-7-8

Description : Cette technique de respiration relaxante est idéale pour réduire le stress et favoriser la relaxation.

Instructions étape par étape pour commencer :

Asseyez-vous ou reposez-vous paisiblement.

Fermez les yeux et inspirez doucement par le nez en comptant jusqu'à 4.

Mettez votre relaxation sur pause et comptez jusqu'à 7.

Expirez complètement par la bouche avec un sifflement en comptant jusqu'à 8.

Optez pour 4 à 8 cycles, en vous concentrant sur le maintien d'un rythme calme et fiable.

6. Bhramari (souffle de bourdon)

La description : Cette technique de respiration apaisante consiste à émettre un murmure qui aide à réguler le système physique et à soulager le stress.

La meilleure stratégie pour y parvenir :

Asseyez-vous efficacement avec la colonne vertébrale droite.

Fermez les yeux et inspirez fortement par le nez.

Pendant que vous inspirez, faites un doux murmure comme celui d'un bourdon tout en gardant la bouche fermée.

Orbitez autour de la vibration du son.

Répétez pendant 5 à 10 minutes, en maintenant un murmure sensible et fiable.

7. Respiration en boîte (déroulement carré)

Description : Cette méthode aide à calmer l'esprit et à améliorer la concentration. Il est souvent utilisé comme pratique de gestion du stress et de gestion du stress.

La meilleure technique pour y parvenir :

Asseyez-vous efficacement avec la colonne vertébrale droite.

Inspirez par le nez en comptant jusqu'à 4.

Mettez votre relaxation sur pause et comptez jusqu'à 4.

Inspirez par le nez pendant 4 secondes.

Mettez votre relaxation sur pause et comptez jusqu'à 4.

Faites cela pendant 5 à 10 minutes, en imaginant un carré à chaque respiration.

En intégrant ces exercices de respiration à votre routine quotidienne ou à votre pratique du yoga, vous pouvez augmenter votre bien-être général, réduire le stress et travailler votre concentration et votre niveau d'énergie. Assurez-vous d'effectuer ces techniques avec soin et douceur, en permettant à votre respiration de s'écouler régulièrement et calmement.

Programme de yoga d'une semaine pour débutants

Ce programme de yoga d'une semaine est conçu pour les débutants et propose un mélange équilibré de pratiques du matin, de midi et du soir pour vous aider à développer une routine quotidienne régulière. Chaque séance se concentre sur différents aspects du yoga, notamment des exercices d'étirement, de renforcement, de relaxation et de respiration.

Jour 1 : Établissement et respiration

Matin : Stream Empowering (20 minutes)

Pose de l'enfant (Balasana) – 2 minutes
Étirement de la vache féline (Marjaryasana-Bitilasana) – 5 tours
Chien confronté descendant (Adho Mukha Svanasana) – 1 minute
Héros I (Virabhadrasana I) – 1 instant de chaque côté

Posture de la montagne (Tadasana) – 2 minutes
Déjeuner : Détendez-vous et rechargez vos batteries (10 minutes)

Torsion avant (Paschimottanasana) – 2 minutes
Courbe de mensonge (Ardha Matsyendrasana) – 1 minute de chaque côté
Avantages de la pose murale (Viparita Karani) - 5 minutes
Soirée : Détente (15 minutes)

Pose de l'enfant (Balasana) – 2 minutes
Vent couché (Supta Matsyendrasana) – 2 minutes de chaque côté
Pose du cadavre (Savasana) – 5 minutes
Jour 2 : Force et fermeté
Matin : Flux d'amplification (20 minutes)

Étirement de la vache féline (Marjaryasana-Bitilasana) – 5 tours

Chien confronté descendant (Adho Mukha Svanasana) – 1 minute

Hero II (Virabhadrasana II) – 1 instant de chaque côté

Posture assise (Utkatasana) – 1 instant

Posture de la montagne (Tadasana) – 2 minutes

Fin de matinée : étirements en début d'après-midi (10 minutes)

Torsion avant (Paschimottanasana) – 2 minutes

Pose de tension (Setu Bandhasana) – 2 minutes

Avantages de la pose murale (Viparita Karani) - 5 minutes

Soirée : Yoga Délicat (15 minutes)

Pose de la jeunesse (Balasana) – 2 minutes

Torsion avant (Paschimottanasana) – 2 minutes

Pose du cadavre (Savasana) – 5 minutes

Jour 3 : Adaptabilité et équilibre

Matin : Volet Adaptabilité (20 minutes)

Chien confronté descendant (Adho Mukha Svanasana) – 1 minute

Posture de l'arbre (Vrksasana) – 1 instant de chaque côté

Champion I (Virabhadrasana I) – 1 instant de chaque côté

Situé devant la courbe (Paschimottanasana) – 2 minutes

Posture de la montagne (Tadasana) – 2 minutes

Déjeuner : Détendez-vous et rechargez vos batteries (10 minutes)

Lying Twist (Ardha Matsyendrasana) – 1 minute de chaque côté

Étirement de la vache féline (Marjaryasana-Bitilasana) – 5 tours

Avantages de la pose murale (Viparita Karani) - 5 minutes

Soir : détente nocturne (15 minutes)

Pose de la jeunesse (Balasana) – 2 minutes
Vent couché (Supta Matsyendrasana) – 2 minutes de chaque côté
Pose du cadavre (Savasana) – 5 minutes

Jour 4 : Centre et respiration

Matin : Force centrale (20 minutes)

Étirement de la vache féline (Marjaryasana-Bitilasana) – 5 tours

Chien confronté descendant (Adho Mukha Svanasana) – 1 minute

Pose de la planche (Phalakasana) – 1 instant

Pose de tension (Setu Bandhasana) – 2 minutes

Posture de la montagne (Tadasana) – 2 minutes

Midi : Pause revigorante (10 minutes)

Situé devant la courbe (Paschimottanasana) – 2 minutes

Vent couché (Ardha Matsyendrasana) – 1 minute de chaque côté

Avantages de la pose murale (Viparita Karani) - 5 minutes

Soirée : yoga calme (15 minutes)

Pose de l'enfant (Balasana) – 2 minutes

Pose du point limite incliné (Supta Baddha Konasana) – 2 minutes

Posture (Savasana) – 5 minutes

Jour 5 : Flux corporel complet

Matin : flux corporel complet (20 minutes)

Chien confronté descendant (Adho Mukha Svanasana) – 1 minute

Champion II (Virabhadrasana II) – 1 instant de chaque côté

Posture de l'arbre (Vrksasana) – 1 instant de chaque côté

Situé devant la courbe (Paschimottanasana) – 2 minutes

Posture de la montagne (Tadasana) – 2 minutes

Midi : Étirements rapides (10 minutes)

Lying Twist (Ardha Matsyendrasana) – 1 minute de chaque côté

Étirement de la vache féline (Marjaryasana-Bitilasana) – 5 tours

Avantages de la pose murale (Viparita Karani) - 5 minutes
Soir : Étirements doux (15 minutes)

Pose de la jeunesse (Balasana) – 2 minutes
Vent couché (Supta Matsyendrasana) – 2 minutes de chaque côté
Pose du cadavre (Savasana) – 5 minutes
Jour 6 : Equilibre et détente
Matin : Equilibre et Force (20 minutes)

Étirement de la vache féline (Marjaryasana-Bitilasana) – 5 tours
Chien confronté descendant (Adho Mukha Svanasana) – 1 minute
Posture de l'arbre (Vrksasana) – 1 instant de chaque côté
Champion I (Virabhadrasana I) – 1 instant de chaque côté
Posture de la montagne (Tadasana) – 2 minutes
Midi : Rechargez vos batteries en début d'après-midi (10 minutes)

Torsion avant (Paschimottanasana) – 2 minutes

Pose de tension (Setu Bandhasana) – 2 minutes

Avantages de la pose murale (Viparita Karani) - 5 minutes

Soirée : Détente profonde (15 minutes)

Pose de la jeunesse (Balasana) – 2 minutes

Pose du point limite incliné (Supta Baddha Konasana) – 2 minutes

Posture (Savasana) – 5 minutes

Jour 7 : Sensible et serviable

Matin : Flux Délicat (20 minutes)

Pose de l'enfant (Balasana) – 2 minutes

Étirement de la vache féline (Marjaryasana-Bitilasana) – 5 tours

Chien confronté descendant (Adho Mukha Svanasana) – 1 minute

Situé devant la courbe (Paschimottanasana) – 2 minutes

Posture de la montagne (Tadasana) – 2 minutes

Courbe de mensonge (Ardha Matsyendrasana) – 1 minute de chaque côté

Étirement de la vache féline (Marjaryasana-Bitilasana) – 5 tours

Avantages de la pose murale (Viparita Karani) - 5 minutes

Soirée : Détente complète (15 minutes)

Pose de la jeunesse (Balasana) – 2 minutes

Vent couché (Supta Matsyendrasana) – 2 minutes de chaque côté

Pose du cadavre (Savasana) – 5 minutes

Conseils pour progresser :

Cohérence : essayez de répéter à la même heure chaque jour pour créer un programme quotidien.

Écoutez votre corps : respectez vos limites et évitez la douleur.

Respirez profondément : concentrez-vous sur votre respiration et utilisez-la pour guider et soutenir vos mouvements.

Restez hydraté : Restez hydraté pendant l'exercice.

Utilisez des accessoires : assurez-vous d'utiliser des blocs, des cils ou des coussinets pour améliorer votre posture.

En suivant ce programme de yoga d'une semaine, vous établirez des zones de force clés pour vos entraînements, travaillerez votre adaptabilité et votre force, et développerez une sensation de calme et de relaxation tout au long de votre journée.

Programme de yoga avancé de 8 à 14 jours

Ce programme de yoga de premier ordre est conçu pour les professionnels qui disposent de bases solides et souhaitent élargir leur formation. Il comprend un mélange de présentations stimulantes, de techniques avancées et un accent sur la respiration et la méditation. Chaque journée comprend des séances du matin, de l'après-midi et du soir de complexité et d'intensité croissantes.

Jour 8 : Force et adaptabilité
Matin : Power Stream (30 minutes)

Bienvenue au soleil (Surya Namaskar) – 5 tours
Héros III (Virabhadrasana III) – 1 instant de chaque côté
Posture du Corbeau (Bakasana) – 1 instant

Planche latérale (Vasisthasana) – 1 instant de chaque côté

Wild Thing (Camatkarasana) – 1 instant de chaque côté

Fin de matinée : ouverture des hanches (20 minutes)

Pose du pigeon (Eka Pada Rajakapotasana) – 2 minutes de chaque côté

Pose du reptile (Utthan Pristhasana) – 2 minutes de chaque côté

Pose de la bûche de feu (Agnistambhasana) – 2 minutes de chaque côté

Pose du papillon (Baddha Konasana) – 3 minutes

Soir : étirements intensifs (20 minutes)

Pose du point limite incliné (Supta Baddha Konasana) – 3 minutes

Vent couché (Supta Matsyendrasana) – 2 minutes de chaque côté

Pose de l'enfant heureux (Ananda Balasana) – 3 minutes
Posture (Savasana) – 5 minutes

Jour 9 : Renversements et équilibre

Matin : Exercice d'inversion (30 minutes)

Pose du dauphin (Ardha Pincha Mayurasana) – 3 minutes

Poirier (Sirsasana) – 3 minutes

Stand avant-bras (Pincha Mayurasana) – 3 minutes

Appui renversé (Adho Mukha Vrksasana) – 3 minutes

Pose de l'enfant (Balasana) – 2 minutes

Fin de matinée : force centrale (20 minutes)

Pose du bateau (Navasana) – 2 minutes

Planche latérale (Vasisthasana) – 1 instant de chaque côté

Pose de la planche (Phalakasana) – 2 minutes

Pose de l'insecte (Salabhasana) – 2 minutes

Pose de tension (Setu Bandhasana) – 3 minutes

Soirée : Détente (20 minutes)

Pose de l'enfant (Balasana) – 3 minutes
Pose de la main inclinée vers le gros orteil (Supta Padangusthasana) – 2 minutes de chaque côté
Avantages de la pose murale (Viparita Karani) - 5 minutes
Pose du cadavre (Savasana) – 5 minutes
Jour 10 : Backbends et ouvre-cœurs
Matin : Stream qui ouvre le cœur (30 minutes)

Bienvenue au soleil (Surya Namaskar) – 5 tours
Pose du chameau (Ustrasana) – 2 minutes
Pose de la roue (Urdhva Dhanurasana) – 2 minutes
Pose de l'arc (Dhanurasana) – 2 minutes
Pose du poisson (Matsyasana) – 2 minutes
Fin de matinée : polyvalence de la colonne vertébrale (20 minutes)

Étirement de la vache féline (Marjaryasana-Bitilasana) – 5 tours

Twist positionnel (Ardha Matsyendrasana) – 2 minutes de chaque côté

Pose d'enfilage d'aiguille (Parsva Balasana) – 2 minutes de chaque côté

Pose de tension (Setu Bandhasana) – 3 minutes

Soirée : Yoga utile (20 minutes)

Pose de l'enfant (Balasana) – 3 minutes

Pose du point limite incliné (Supta Baddha Konasana) – 3 minutes

Vent de la prostate (Supta Matsyendrasana) – 2 minutes de chaque côté

Pose du cadavre (Savasana) – 5 minutes

Jour 11 : Fusion complète du corps

Matin : Diffusion dynamique (30 minutes)

Salutations au soleil (Surya Namaskar) – 5 tours

Champion II (Virabhadrasana II) – 1 instant de chaque côté

Triangle Pose (Trikonasana) – 1 instant de chaque côté

Pose de point latéral étendue (Utthita Parsvakonasana) – 1 instant de chaque côté

Pose de la demi-lune (Ardha Chandrasana) – 1 instant de chaque côté

Fin de matinée : ajustements des bras (20 minutes)

Posture du Corbeau (Bakasana) – 2 minutes

Pose en huit points (Astavakrasana) – 2 minutes de chaque côté

Pose de luciole (Tittibhasana) – 2 minutes

Pose du corbeau latéral (Parsva Bakasana) – 2 minutes de chaque côté

Soir : étirements intensifs (20 minutes)

Pose du point limite incliné (Supta Baddha Konasana) – 3 minutes

Contorsion couchée (Supta Matsyendrasana) – 2 minutes de chaque côté
Pose de l'enfant heureux (Ananda Balasana) – 3 minutes
Pose du cadavre (Savasana) – 5 minutes

Jour 12 : Postures supérieures et contemplation

Matin : Stream de haut niveau (30 minutes)

Salutations au soleil (Surya Namaskar) – 5 tours

Fighter III (Virabhadrasana III) – 1 instant de chaque côté

Pose de l'artiste souverain (Natarajasana) – 1 instant de chaque côté

Sections complètes (Hanumanasana) – 2 minutes de chaque côté

Pose de la roue (Urdhva Dhanurasana) – 2 minutes

Midi : Contemplation et Pranayama (20 minutes)

Respiration narine de substitution (Nadi Shodhana) – 5 minutes

Kapalabhati (souffle du crâne) – 3 minutes

Contemplation située - 10 minutes

Soirée : Yoga Délicat (20 minutes)

Pose de l'enfant (Balasana) – 3 minutes
Situé devant la courbe (Paschimottanasana) – 3 minutes
Contraction de la prostate (Supta Matsyendrasana) – 2 minutes de chaque côté
Pose du cadavre (Savasana) – 5 minutes
Jour 13 : Equilibre et concentration
Matin : Flux d'équilibre (30 minutes)

Bienvenue au soleil (Surya Namaskar) – 5 tours
Posture de l'arbre (Vrksasana) – 1 instant de chaque côté
Falcon Pose (Garudasana) – 1 instant de chaque côté
Héros III (Virabhadrasana III) – 1 instant de chaque côté
Pose de la demi-lune (Ardha Chandrasana) – 1 instant de chaque côté
Déjeuner : Centre et Santé (20 minutes)

Pose du bateau (Navasana) – 2 minutes

Pose de la planche (Phalakasana) – 2 minutes

Planche latérale (Vasisthasana) – 1 instant de chaque côté

Pose du scarabée (Salabhasana) – 2 minutes

Pose de tension (Setu Bandhasana) – 3 minutes

Soirée : Yoga solidaire (20 minutes)

Pose de la jeunesse (Balasana) – 3 minutes

Pose du point limite incliné (Supta Baddha Konasana) – 3 minutes

Contorsion couchée (Supta Matsyendrasana) – 2 minutes de chaque côté

Pose du cadavre (Savasana) – 5 minutes

Jour 14 : Rejoindre et réfléchir

Matin : Stream complet du corps (30 minutes)

Bienvenue au soleil (Surya Namaskar) – 5 tours

Fighter II (Virabhadrasana II) – 1 instant de chaque côté

Triangle Pose (Trikonasana) – 1 instant de chaque côté

Pose de point latéral étendue (Utthita Parsvakonasana) – 1 instant de chaque côté

Pose de la demi-lune (Ardha Chandrasana) – 1 instant de chaque côté

Midi : Postures supérieures (20 minutes)

Posture du Corbeau (Bakasana) – 2 minutes

Pose en huit points (Astavakrasana) – 2 minutes de chaque côté

Pose de luciole (Tittibhasana) – 2 minutes

Pose du corbeau latéral (Parsva Bakasana) – 2 minutes de chaque côté

Soirée : Réflexion et contemplation (20 minutes)

Torsion avant (Paschimottanasana) – 3 minutes

Lying Twist (Supta Matsyendrasana) – 2 minutes de chaque côté

Réflexion située - 10 minutes

Pose du cadavre (Savasana) – 5 minutes

Conseils pour les meilleurs professionnels :

Échauffez-vous correctement : faites un entraînement intense pour préparer votre corps aux présentations modernes.

Concentrez-vous sur la préparation : Pour prévenir les blessures, une bonne préparation est importante.

Utilisez des accessoires : utilisez des blocs, des cils et des murs pour soutenir votre entraînement et offrir des cadeaux.

Défi yoga de 15 à 21 jours

Embarquez pour un voyage qui changera la donne avec ce défi de yoga de 15 à 21 jours. Chaque journée s'appuie sur la précédente, augmentant progressivement votre entraînement et développant votre connexion cerveau-corps. Prévoyez de débloquer de nouveaux niveaux de solidarité, de flexibilité et d'harmonie intérieure.

Jour 15 : Configurer le flux

Matin : mise en place de la pratique (30 minutes)

Posture de la montagne (Tadasana) – 1 instant

Chevauchement avant (Uttanasana) – 1 instant

Fighter II (Virabhadrasana II) – 1 instant de chaque côté

Triangle Pose (Trikonasana) – 1 instant de chaque côté

Pose de la jeunesse (Balasana) – 2 minutes
Fin de matinée : Pranayama et contemplation (20 minutes)

Dirga Pranayama (Respiration en trois sections) – 5 minutes
Réflexion située - 15 minutes
Soirée : Yoga solidaire (30 minutes)

Pose du point limite incliné (Supta Baddha Konasana) – 5 minutes
Vent couché (Supta Matsyendrasana) – 3 minutes de chaque côté
Avantages de la pose murale (Viparita Karani) - 5 minutes
Pose du cadavre (Savasana) – 10 minutes
Jour 16 : Force centrale
Matin : Flux du Centre (30 minutes)

Pose du bateau (Navasana) – 1 instant
Pose de la planche (Phalakasana) – 1 instant

Planche latérale (Vasisthasana) – 1 instant de chaque côté
Pose de l'insecte (Salabhasana) – 1 instant
Pose de tension (Setu Bandhasana) – 2 minutes
Fin de matinée : Récupération dynamique (20 minutes)

Étirement de la vache chat (Marjaryasana-Bitilasana) – 5 minutes
Torsion avant (Paschimottanasana) – 5 minutes
Vent couché (Ardha Matsyendrasana) – 5 minutes de chaque côté
Pose de l'enfant (Balasana) – 5 minutes
Soirée : Yoga Nidra (30 minutes)

Pratique guidée du Yoga Nidra – 30 minutes
Jour 17 : Équilibre et adaptabilité
Matin : Equilibre et Stretching (30 minutes)

Posture de l'arbre (Vrksasana) – 1 instant de chaque côté

Bird Pose (Garudasana) – 1 instant de chaque côté

Fighter III (Virabhadrasana III) – 1 instant de chaque côté

Pose de la demi-lune (Ardha Chandrasana) – 1 instant de chaque côté

Superposition avant (Uttanasana) – 2 minutes

Déjeuner : Yin Yoga (20 minutes)

Pose du serpent mythique (variation Yin) – 3 minutes de chaque côté

Pose du Sphinx – 3 minutes

Pose du papillon (variation Yin) – 3 minutes

Pose du poisson debout – 5 minutes

Posture (Savasana) – 6 minutes

Soirée : Stretching intensif et relaxation (30 minutes)

Situé devant la courbe (Paschimottanasana) – 3 minutes

Pose de la main inclinée vers le gros orteil (Supta Padangusthasana) – 3 minutes de chaque côté

Pose de l'enfant heureux (Ananda Balasana) – 3 minutes

Pose de contorsion inclinée (Supta Matsyendrasana) – 3 minutes de chaque côté

Pose du cadavre (Savasana) – 10 minutes

Jour 18 : Force et endurance

Matin : Power Stream (40 minutes)

Salutations au soleil (Surya Namaskar) – 5 tours

Héros I (Virabhadrasana I) – 1 instant de chaque côté

Planche latérale (Vasisthasana) – 1 instant de chaque côté

Posture assise (Utkatasana) – 1 instant

Posture du Corbeau (Bakasana) – 2 minutes

Début d'après-midi : Diffusion dynamique (30 minutes)

Étirement de la vache chat (Marjaryasana-Bitilasana) – 5 minutes
Chien confronté descendant (Adho Mukha Svanasana) – 5 minutes
Flux Hero II (Virabhadrasana II) – 10 minutes
Pose du chameau (Ustrasana) – 5 minutes
Pose de la jeunesse (Balasana) – 5 minutes
Soirée : Détente profonde (30 minutes)

Support d'épaule vertical (Salamba Sarvangasana) – 5 minutes
Pose du poisson (Matsyasana) – 3 minutes
Torsion avant (Paschimottanasana) – 3 minutes
Courbe assis-dos (Supta Matsyendrasana) – 5 minutes de chaque côté
Pose du cadavre (Savasana) – 10 minutes
Jour 19 : Backbends et ouvre-cœurs
Matin : Stream qui ouvre le cœur (40 minutes)

Pose du Cobra (Bhujangasana) – 1 instant
Camel Pose (Ustrasana) – 1 instant de chaque côté
Posture de l'arc (Dhanurasana) – 1 instant
Pose de la roue (Urdhva Dhanurasana) – 1 instant
Pose du poisson (Matsyasana) – 2 minutes
Déjeuner : Pranayama et réflexion (30 minutes)

Kapalabhati (souffle pétillant du crâne) – 5 minutes
Bhramari (souffle d'abeille au miel) – 5 minutes
Contemplation Anapanasati – 20 minutes
Soirée : Yoga utile (40 minutes)

Pose d'étirement maintenue (Setu Bandhasana) – 5 minutes
Pose de poisson maintenue (Matsyasana) – 5 minutes

Pose soutenue du point lié (Supta Baddha Konasana) – 5 minutes

Avantages de la pose murale (Viparita Karani) – 10 minutes

Détente ciblée – 15 minutes

Jour 20 : Renversements et équilibre

Matin : Exercice d'inversion (40 minutes)

Pose du dauphin (Ardha Pincha Mayurasana) – 2 minutes

Poirier (Sirsasana) – 2 minutes

Stand avant-bras (Pincha Mayurasana) – 2 minutes

Appui renversé (Adho Mukha Vrksasana) – 2 minutes

Support d'épaule vertical (Salamba Sarvangasana) – 5 minutes

Pose du cadavre (Savasana) – 5 minutes

Début d'après-midi : milieu et ferme (30 minutes)

Pose du bateau (Navasana) – 3 minutes

Pose de la planche (Phalakasana) – 3 minutes

Planche latérale (Vasisthasana) – 2 minutes de chaque côté
Pose de l'insecte (Salabhasana) – 3 minutes
Pose de tension (Setu Bandhasana) – 3 minutes
Pose du cadavre (Savasana) – 5 minutes
Soirée : Étirements doux et relaxation (40 minutes)

Pose de la jeunesse (Balasana) – 5 minutes
Pose du point limite incliné (Supta Baddha Konasana) – 5 minutes
Vent couché (Supta Matsyendrasana) – 5 minutes de chaque côté
Situé devant la courbe (Paschimottanasana) – 5 minutes
Posture (Savasana) – 20 minutes
Jour 21 : Réflexion et célébration
Matin : Flux de festivités (45 minutes)

Salutations au soleil (Surya Namaskar) – 5 tours

Champion Stream (Virabhadrasana I, II, III) – 3 minutes de chaque côté

Groupe Backbend (cobra, chameau, roue) – 3 minutes chacun

Poses d'ajustement (Arbre, Faucon, Croissant) – 2 minutes de chaque côté

Exercice d'inversion (poirier, poirier) – 3 minutes chacun

Déroulement final - 5 minutes

Début d'après-midi : exercice d'appréciation (30 minutes)

Journal – Repensez à votre voyage et remerciez-vous d'avoir appris.

Perception dirigée – Imaginez votre futur voyage de yoga et définissez vos attentes.

Soirée : événement de clôture (une heure)

Yoga utile – exercices d'étirement doux pour la relaxation.

Contemplation et conclusion du cercle - Réfléchissez à vos réussites et définissez vos attentes pour l'avenir.

Cercle de partage – Proposez des fragments de connaissances et d'expériences avec des experts individuels.

Contemplation finale – Scellez votre éducation avec appréciation et amour. Félicitations pour avoir terminé le défi de yoga de 21 jours ! Faites une pause un instant pour vous honorer de votre responsabilité et de votre engagement envers votre formation. Puissiez-vous porter l'harmonie, la force et la sagesse que vous avez acquises au cours des derniers jours dans la prochaine phase de votre voyage. Namasté.

Diplôme

Au sommet de ce voyage de yoga, vous aurez derrière vous des années de pleine conscience, de respiration profonde et de profonde révélation de soi. Chaque jour apportait de nouveaux défis à surmonter, de nouvelles qualités à découvrir et de nouvelles profondeurs d'harmonie intérieure à explorer. En réfléchissant à vos expériences, vous réaliserez peut-être que la véritable essence du yoga va bien au-delà des postures ; il vit dans la connexion entre l'esprit, le corps et l'âme.

Grâce à cet entraînement vous aurez développé flexibilité, endurance et empathie, aussi bien sur le tapis qu'en dehors. Vous avez compris comment prêter attention aux sons de votre corps, adopter le rythme de votre respiration et calmer le bavardage de votre psychisme. Dans des moments de calme, vous avez découvert l'infinité de votre propre être – le potentiel infini qui vit en vous.

À la fin de ce voyage, rappelez-vous que le yoga n'est pas seulement une série de poses ou de groupes ; c'est un style de vie – une exploration continue de la pleine conscience et de la connaissance de soi. Que vous continuiez à pratiquer le yoga quotidiennement ou de manière irrégulière, puissiez-vous profiter avec vous des exemples que vous avez appris et des changements que vous avez vécus tout au long de votre vie.

En quittant le tapis et en entrant dans le monde, puissiez-vous bouger avec beauté, parler généreusement et vivre avec un but. De plus, que la lumière qui scintille en vous éclaire le chemin à suivre et vous guide vers plus d'amour, d'euphorie et de contentement.

Respirez profondément, expirez complètement et accueillez les innombrables possibilités qui se présentent à vous. Le voyage du yoga est sans fin et à chaque pas dans la bonne direction, vous vous rapprochez de la véritable essence de votre être.

Namasté .

<u>Veuillez laisser un avis</u>

www.ingramcontent.com/pod-product-compliance
Lightning Source LLC
Chambersburg PA
CBHW061651250726
48659CB00004B/1461